姚怡心

博士，毕业于美国纽约大学医学院，曾于纽约大学医学院担任助理教授。后加入 Springer Nature 旗下基因组学领域的国际权威杂志 *Genome Biology*，担任高级编辑。

草莓兔

本名史哲妤，出生于中国河北，职业插画师，将儿童插画作为主要创作方向。怀着童真画画，旨在完美表达插画内容和个人艺术情怀。出版过的绘本有《山顶的宝藏》《春天来了》《你去哪儿》等。

于文强

复旦大学生物医学研究院研究员。

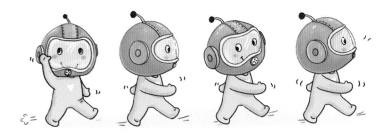

图书在版编目（ＣＩＰ）数据

来自小卫士的一封信 / 姚怡心文；草莓兔图 . -- 上海：上海教育出版社，2020.4
ISBN 978-7-5444-9915-6
Ⅰ.①来… Ⅱ.①姚…②草… Ⅲ.①免疫学－儿童读物 Ⅳ.① R392-49
中国版本图书馆 CIP 数据核字 (2020) 第 049291 号

策　　划： 缪宏才　袁　彬
作　　者： 姚怡心 / 文　草莓兔 / 图　于文强 / 审校
责任编辑： 管　倚　王　慧　王爱军
美术编辑： 林炜杰
封面设计： 林炜杰

公共卫生科普绘本
来自小卫士的一封信

出版发行 上海教育出版社有限公司		**印　张：** 2.25 印张	
官　网 www.seph.com.cn		**版　次：** 2020 年 4 月第 1 版	
地　址 上海市永福路 123 号		**印　次：** 2020 年 4 月第 1 次印刷	
邮　编 200031		**书　号：** ISBN 978-7-5444-9915-6/I.0196	
印　刷 上海盛通时代印刷有限公司		**定　价：** 39.80 元	
开　本 787*1092 1/16			

公共卫生科普绘本

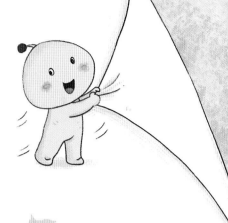

来自小卫士的一封信

姚怡心 / 文

草莓兔 / 图

于文强 / 审校

听故事 码上玩

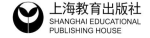
上海教育出版社
SHANGHAI EDUCATIONAL
PUBLISHING HOUSE

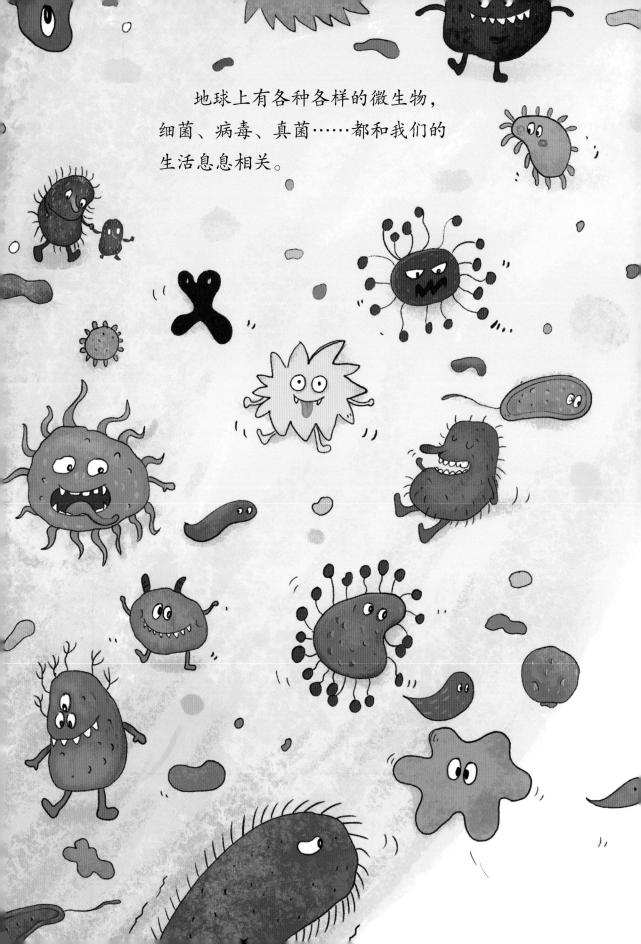

地球上有各种各样的微生物，
细菌、病毒、真菌……都和我们的
生活息息相关。

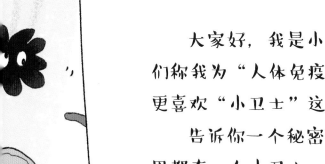

大家好，我是小卫士。虽然医生们称我为"人体免疫系统"，但是我更喜欢"小卫士"这个名字。

告诉你一个秘密，每个人的身体里都有一个小卫士，小卫士每时每刻都在守护主人的健康哦。

大肠杆菌在肠道里帮助我们制造维生素。

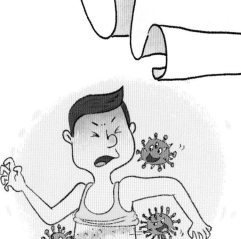

疱疹病毒会让我们疼得哇哇乱叫。

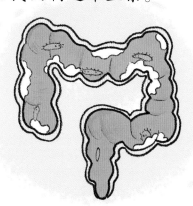

真菌会在潮湿的鞋子里迅速蔓延，让我们的脚好痒好痒。

大部分情况下，这些微生物和人类和平共处，因为人类已经熟悉了周围的微生物，知道如何与它们相处。

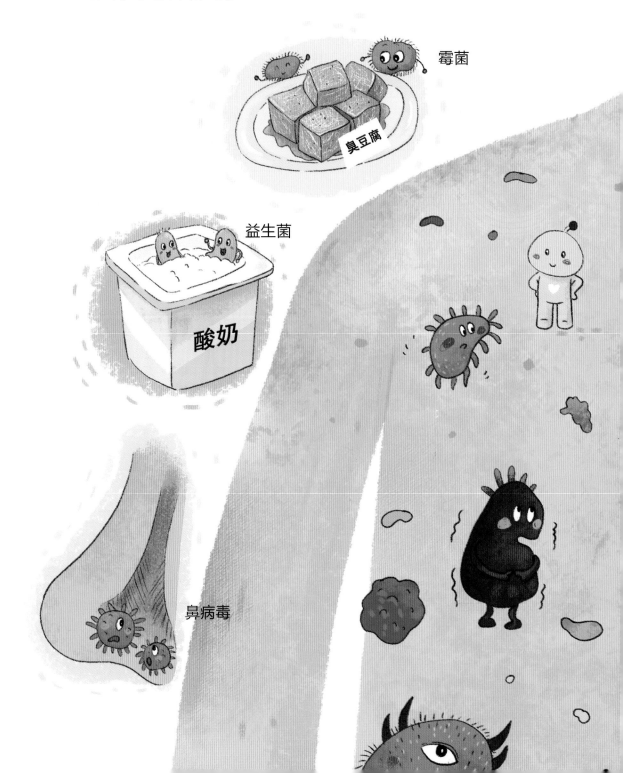

霉菌

臭豆腐

益生菌

酸奶

鼻病毒

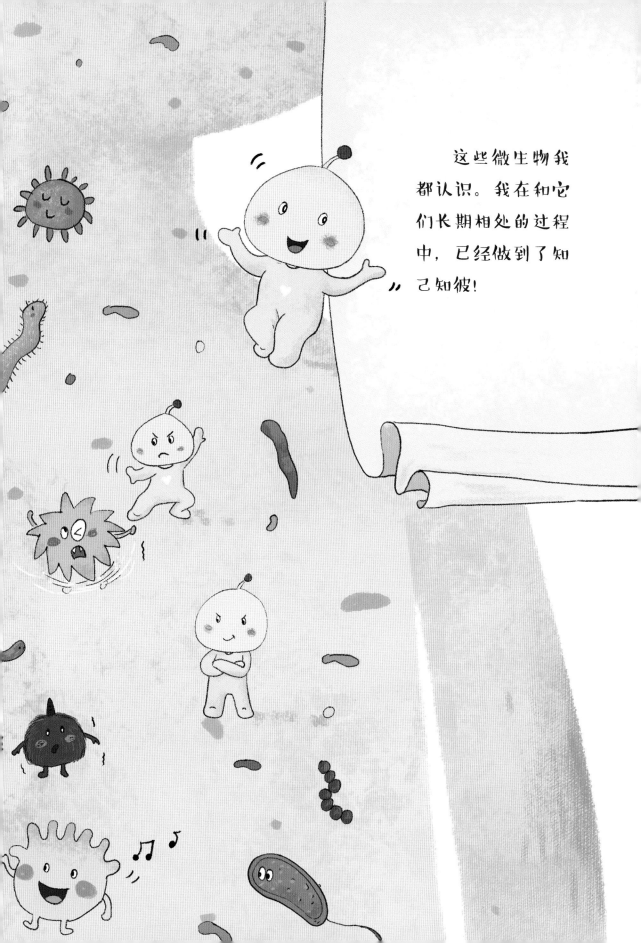

这些微生物我都认识。我在和它们长期相处的过程中，已经做到了知己知彼！

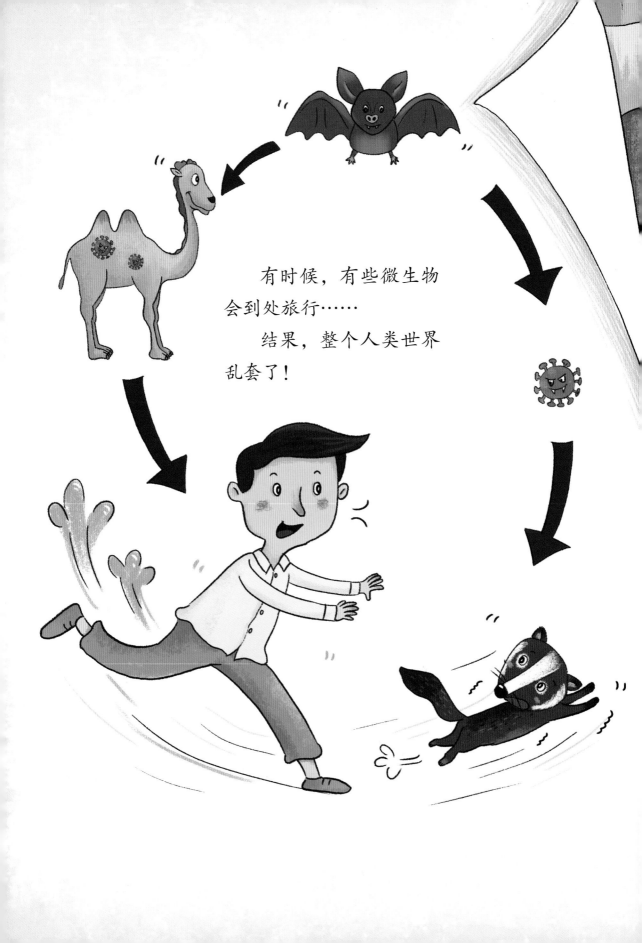

有时候，有些微生物
会到处旅行……
　　结果，整个人类世界
乱套了！

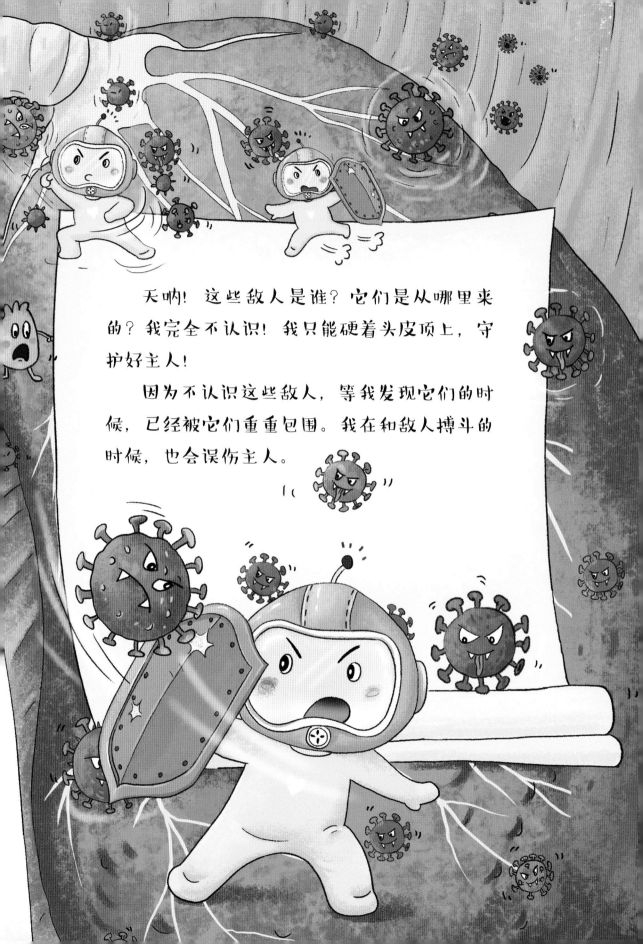

天呐！这些敌人是谁？它们是从哪里来的？我完全不认识！我只能硬着头皮顶上，守护好主人！

因为不认识这些敌人，等我发现它们的时候，已经被它们重重包围。我在和敌人搏斗的时候，也会误伤主人。

对人类来说，这些陌生的微生物太危险了！

人们会发烧、咳嗽、打喷嚏、呕吐、拉肚子……
试图摆脱这些陌生的小怪兽。

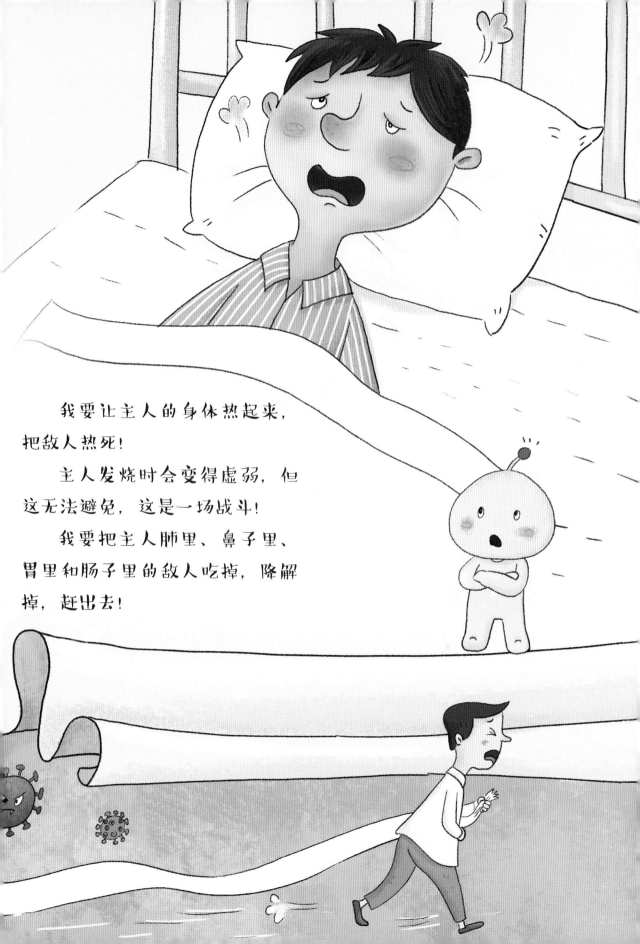

　　我要让主人的身体热起来，把敌人热死！

　　主人发烧时会变得虚弱，但这无法避免，这是一场战斗！

　　我要把主人肺里、鼻子里、胃里和肠子里的敌人吃掉，降解掉，赶出去！

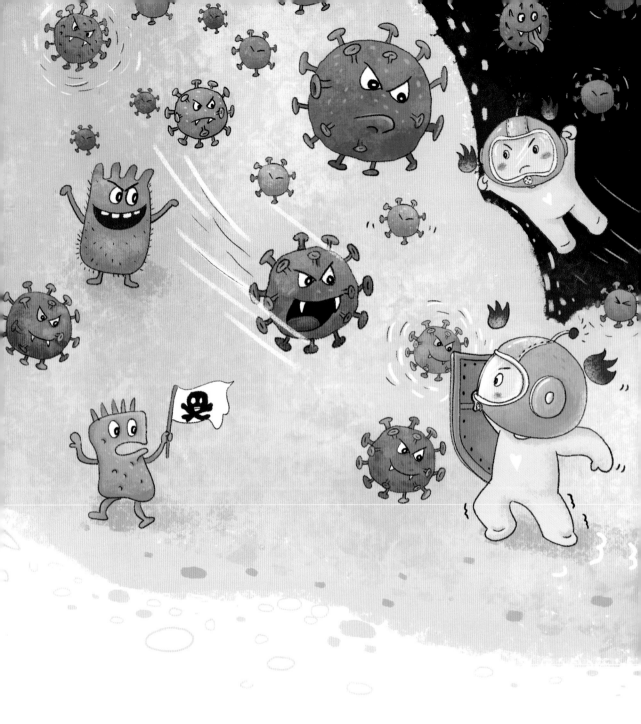

发热门诊的医生常常最先发现这些小怪兽：为什么病人除了发烧，其他的症状和以往常见的症状不同？

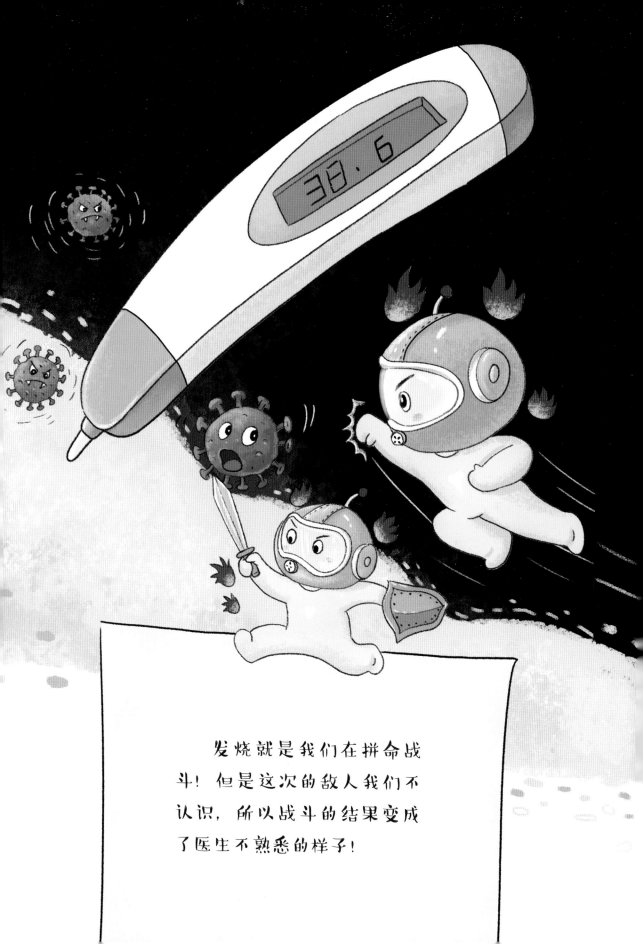

发烧就是我们在拼命战斗！但是这次的敌人我们不认识，所以战斗的结果变成了医生不熟悉的样子！

也有病人因为拉肚子、咳嗽去看消化科和呼吸科。

消化科和呼吸科医生会发现，在某个时段内，同时出现了很多症状相似的病人。

他们会提高警惕，发出疑问：这些病人身上会不会有相同的致病微生物？它们会不会在人和人之间传染？

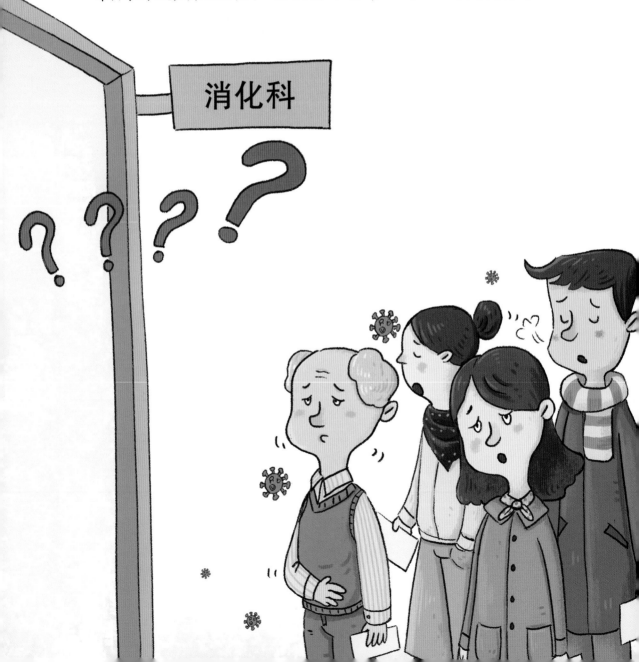

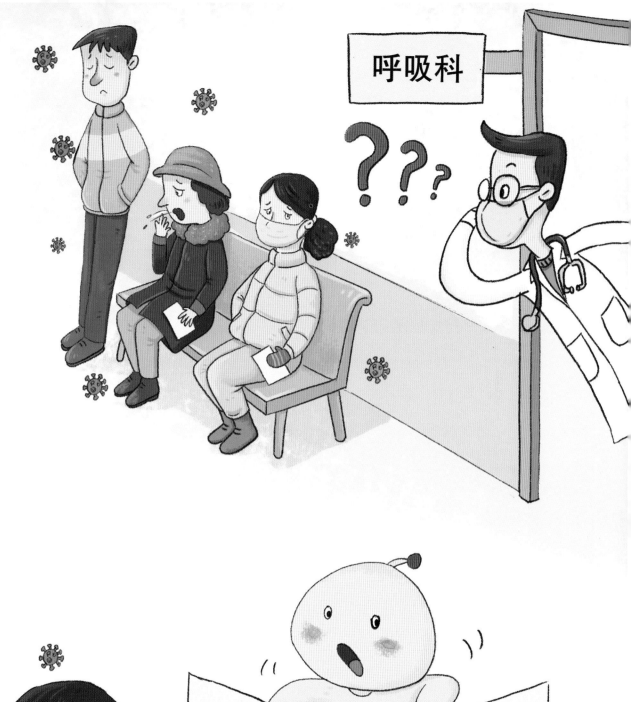

呼吸科

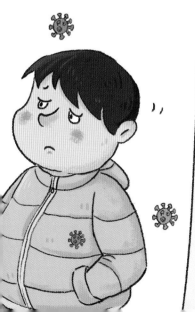

对，就是这样！攻击我们的
敌人，它们长得一模一样！

检验科医生会提供证明——这些病人咽喉处、鼻子里的黏膜脱落细胞和分泌物里，究竟有没有同样的致病微生物。

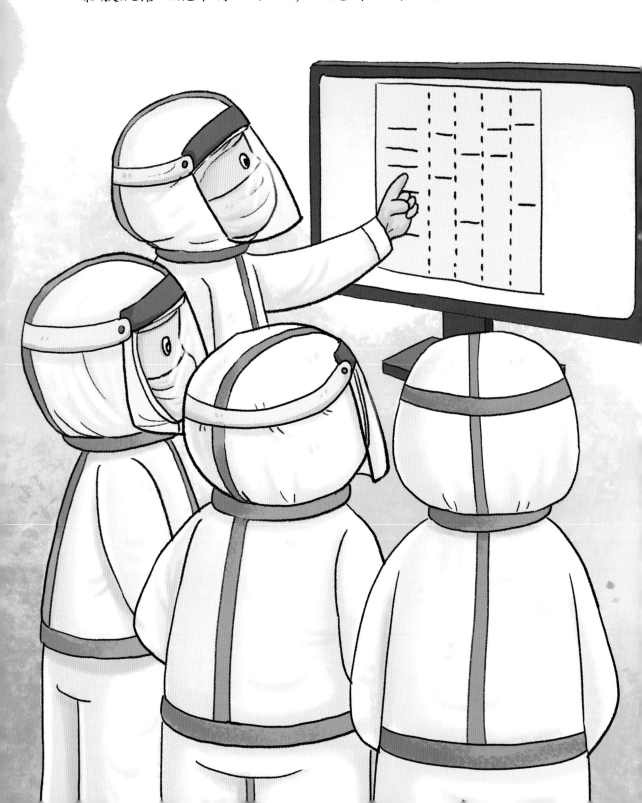

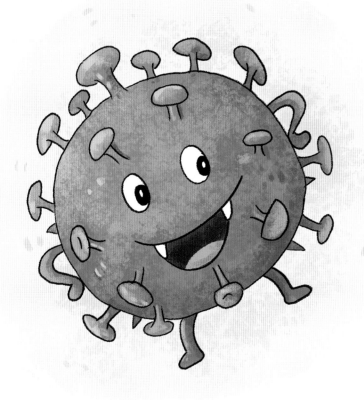

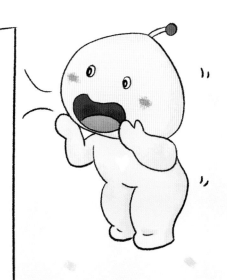

　　医生，您一定要仔细刮取黏膜脱落细胞和分泌物哦。受微生物攻击的细胞容易脱落，那里的敌人最多，您会比较容易找到它们。

如果在很多病人的身体内发现了相同的微生物，而且这种微生物能使健康的人生病，那么我们就要向流行病学专家求助了。

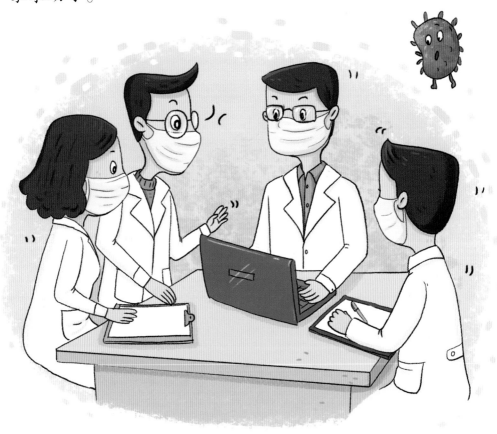

　　发热门诊医生、消化科医生、呼吸科医生、检验科医生要把病人的症状、生病的过程告诉流行病学专家。

　　流行病学专家会详细询问病人：你从哪天开始不舒服？这几天你去过哪里？你遇到了谁？……

　　最后，专家们会用超级计算机来研究这种陌生的小怪兽有哪些特点，人类应该如何保护自己。

 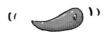 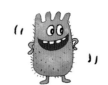

流行病学专家是优秀的"侦探"，他们会分析病人有哪些共同的症状，每位病人从什么时候开始生病，病人之间是什么关系，敌人先攻击了谁，再窜到了谁的身上，接着又感染了谁……

知道了这些，他们能推算出敌人的进攻路线：它们从哪儿来——是飞沫传播、接触传播，还是血液传播……他们会提醒人们，该用什么方法保护自己。

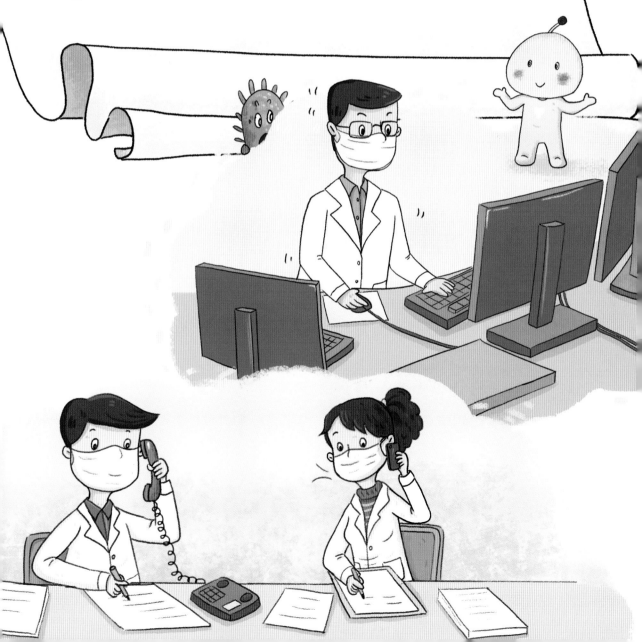

不同学科的医生和护士，各个领域的医学专家，他们都行动起来，只为守护人类。

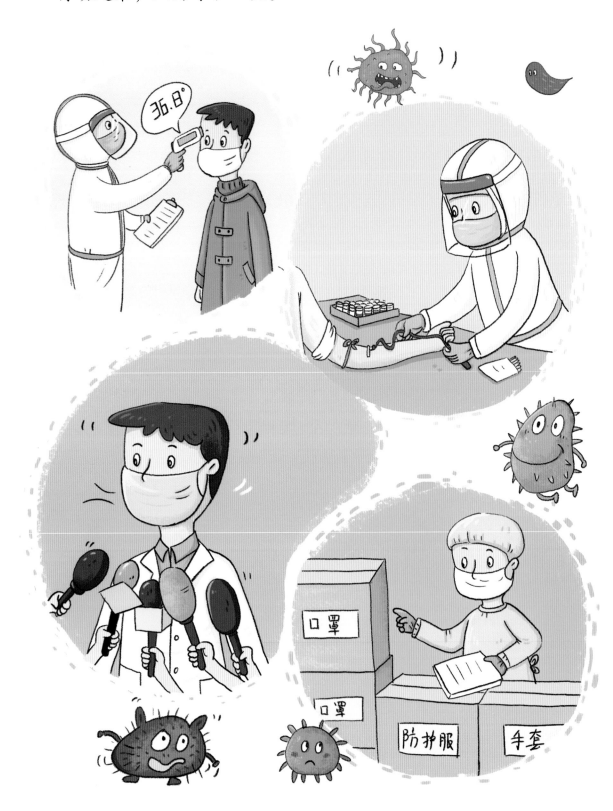

看，有那么多人来帮助我们！主人，我们一起加油！

这个时候，可能会发生复杂的战况。如果有其他微生物来捣乱，或者激烈的战斗伤害了本来就不太健康的脏器，就会造成危险的局面，医生们称之为"并发症"。

微生物专家会用电子显微镜和高超的技术"抓"住致病微生物。

　　药学专家会在实验室里开始几百次、几千次甚至几万次的实验，研究哪些药物能杀死这些致病微生物。

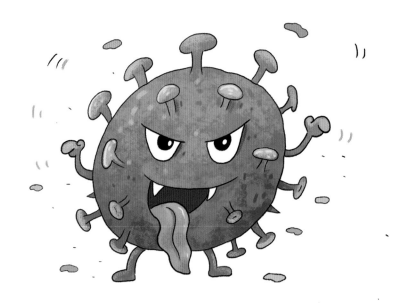

　　微生物专家"抓"住敌人进行研究，除了能公布敌人的长相，还能公布敌人的基因序列。我们终于知道敌人是谁了，也知道它们的"亲戚"是谁！

　　生物医学检验可以根据基因序列研制相关的检测试剂。

　　药学专家就有更多的线索研发药物。

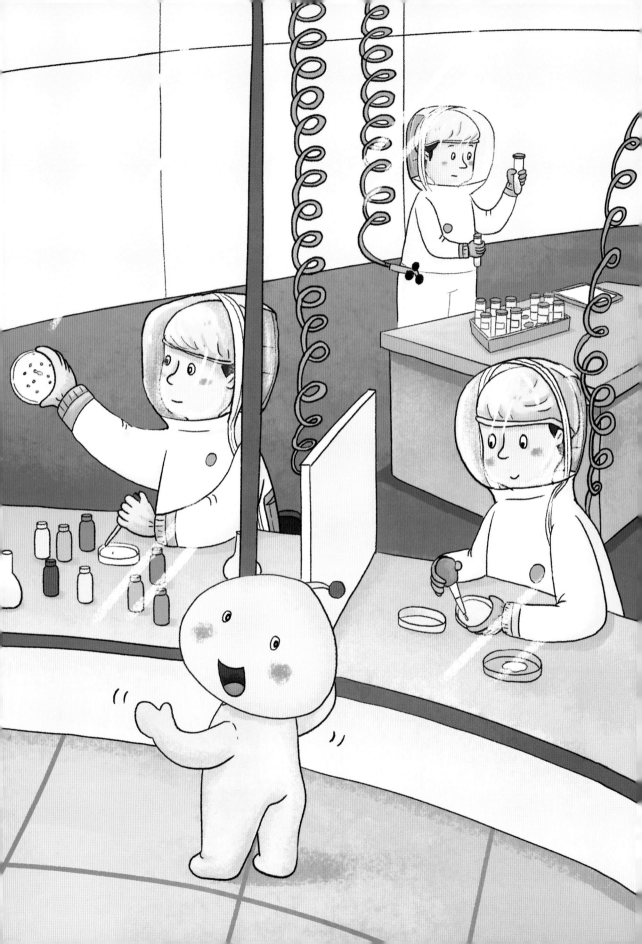

如果药学专家能成功地找到有效的药物，这些小怪兽就会被彻底消灭，病人很快就会恢复健康。

这是令人兴奋的一种结局。

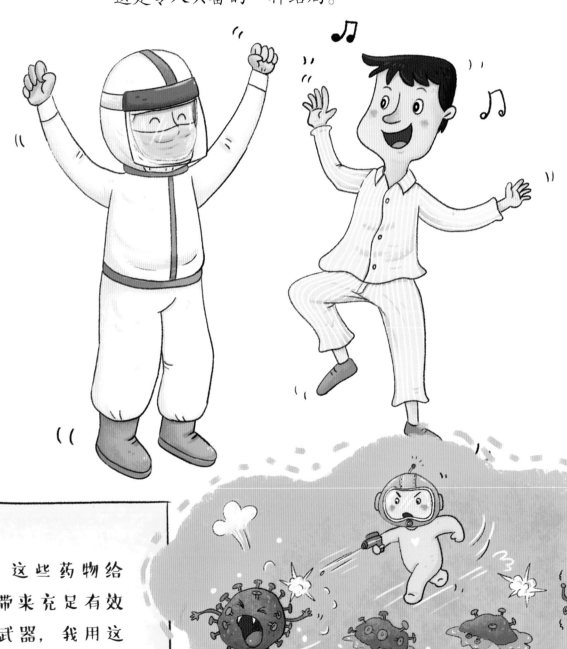

这些药物给我带来充足有效的武器，我用这些武器可以很快打败敌人！

免疫学家一直致力于研发针对这种小怪兽的疫苗。只要有了疫苗，那么这种小怪兽对人类来说就只是匆匆过客，不再是威胁。

　　这是幸运的第二种结局！

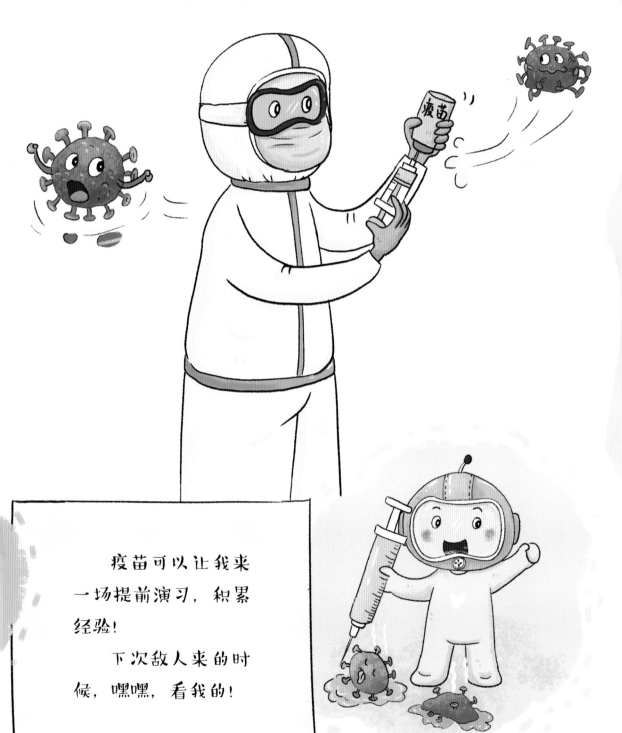

　　疫苗可以让我来一场提前演习，积累经验！

　　下次敌人来的时候，嘿嘿，看我的！

当然，还有第三种情况。

如果一直没有有效的药物，也没有疫苗，那么事情就会有点复杂……

所有人要配合流行病学专家的工作，病人要暂时和健康的人隔离，把捣乱的致病微生物限制在一定的范围里。

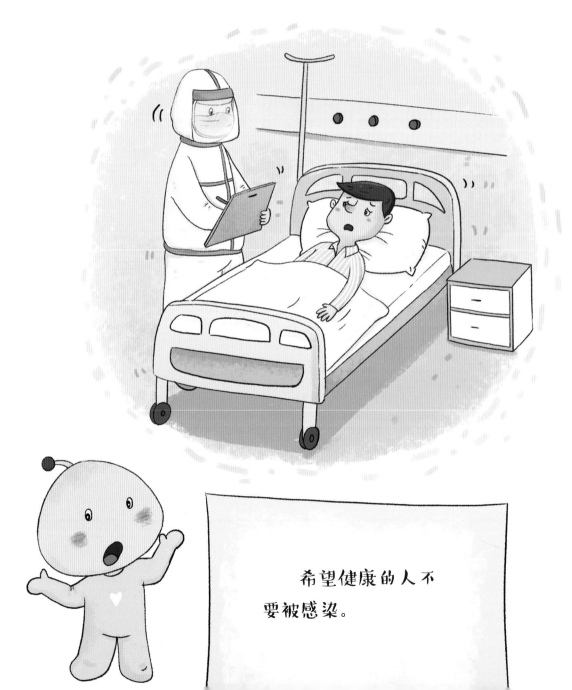

希望健康的人不要被感染。

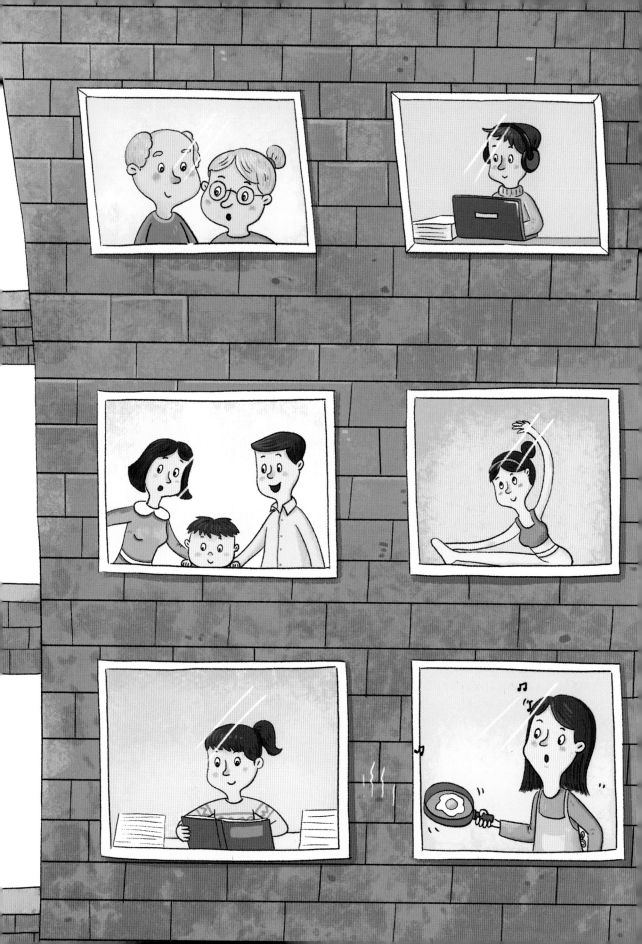

医生会全力帮助病人增强抵抗力，支持人体免疫系统同小怪兽战斗。

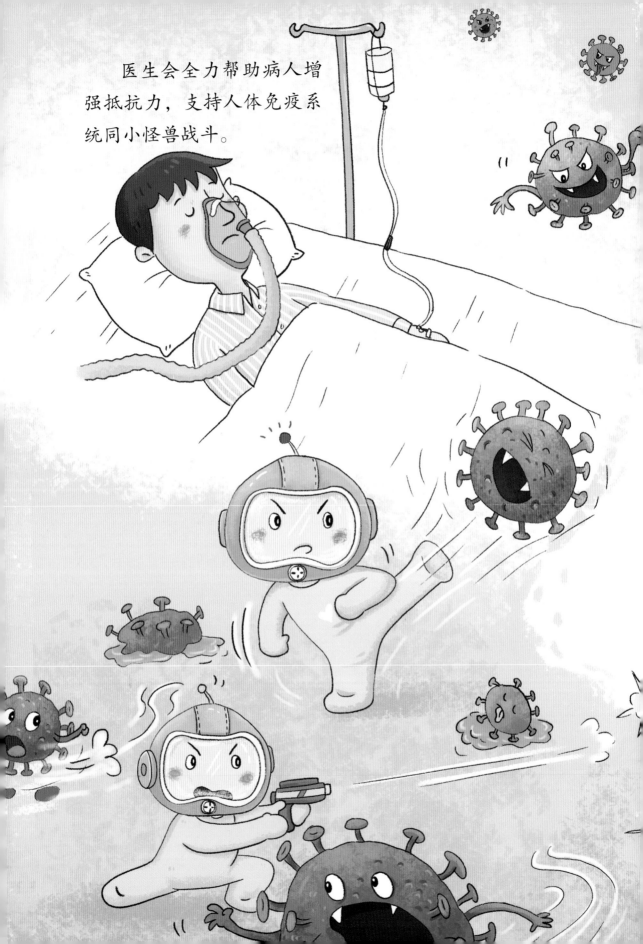

医生一直在帮助我和主人，给我们需要的氧气、营养和水分……

我们的战线拉得越来越长，渐渐地，敌人露出了破绽，我们趁机反攻，打败了敌人，还了解了敌人的弱点，哈哈！

不过，也有一些小卫士没能抵御住敌人，牺牲了……病理学家——他们被称为"医生的医生"，会观察并分析这些小卫士阵亡的原因，这样才能更好地保护还在奋斗的小卫士。

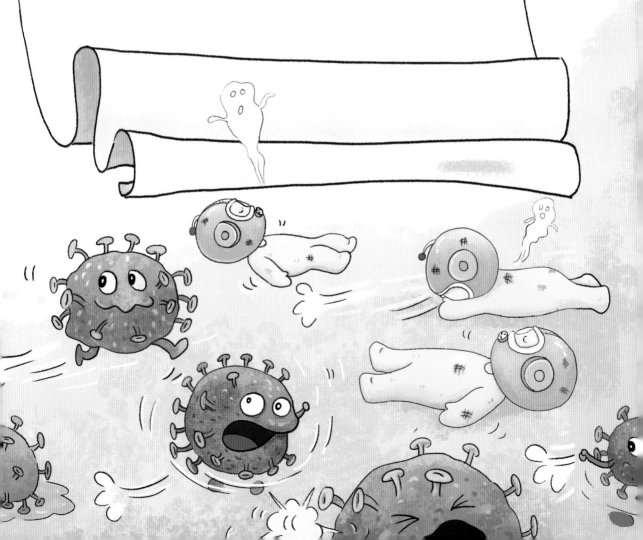

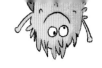
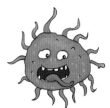

地球上的微生物有很多，它们和我们息息相关。

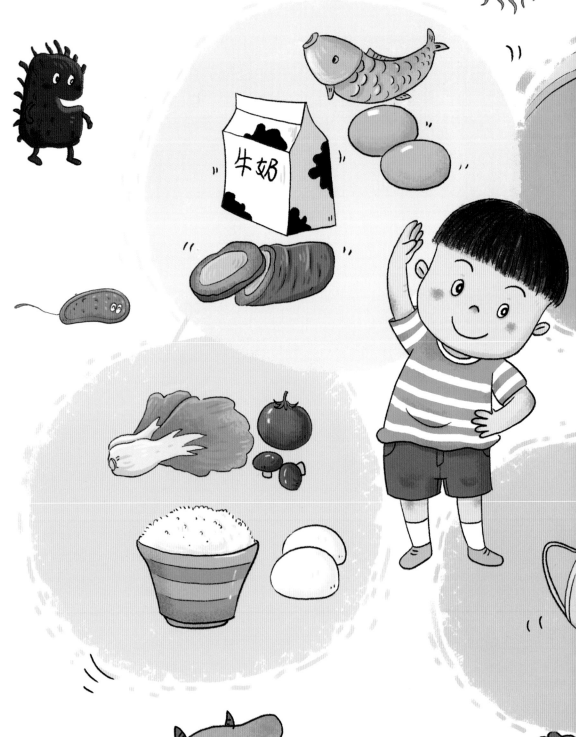

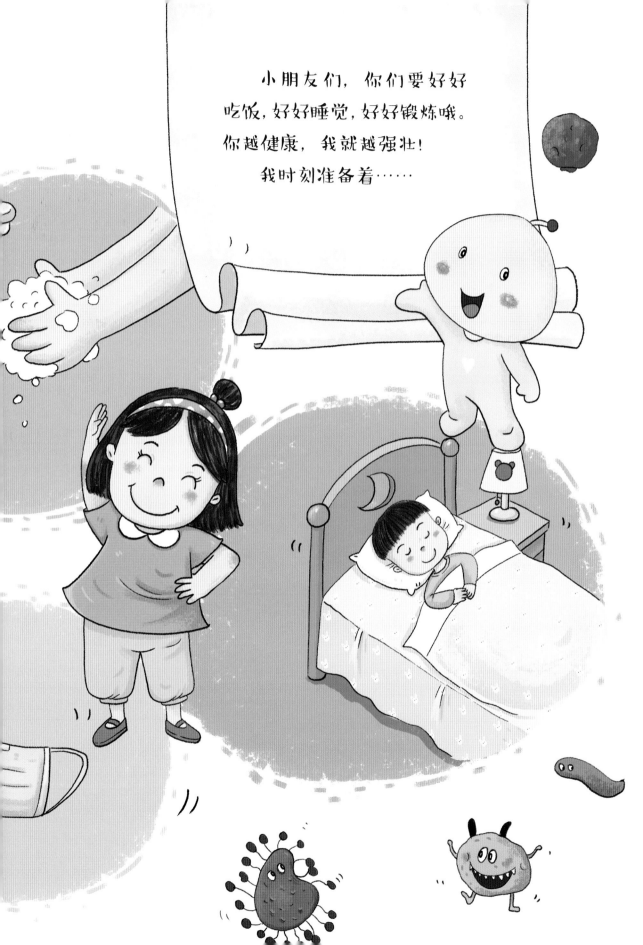

小朋友们，你们要好好吃饭，好好睡觉，好好锻炼哦。你越健康，我就越强壮！

我时刻准备着……

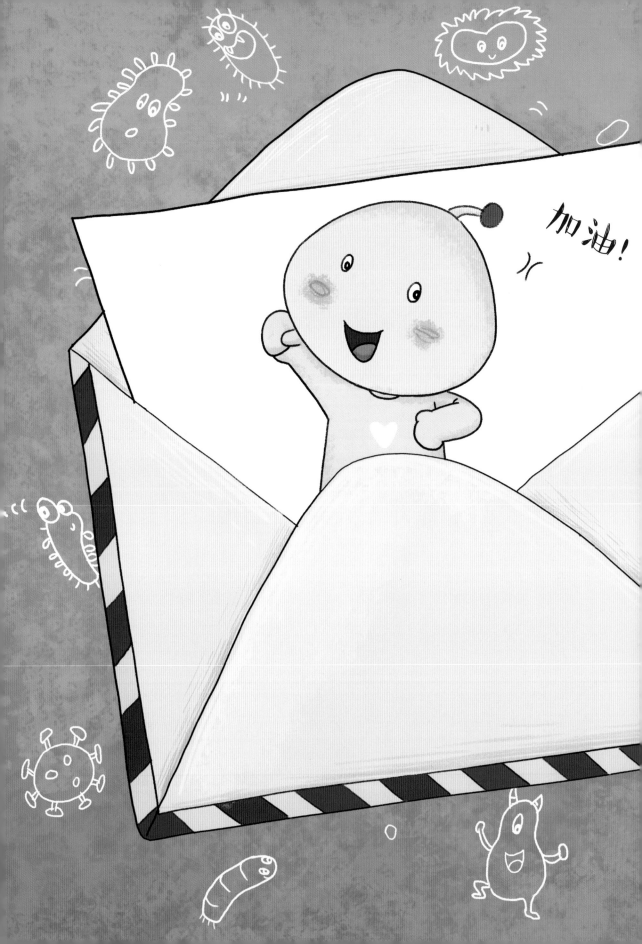